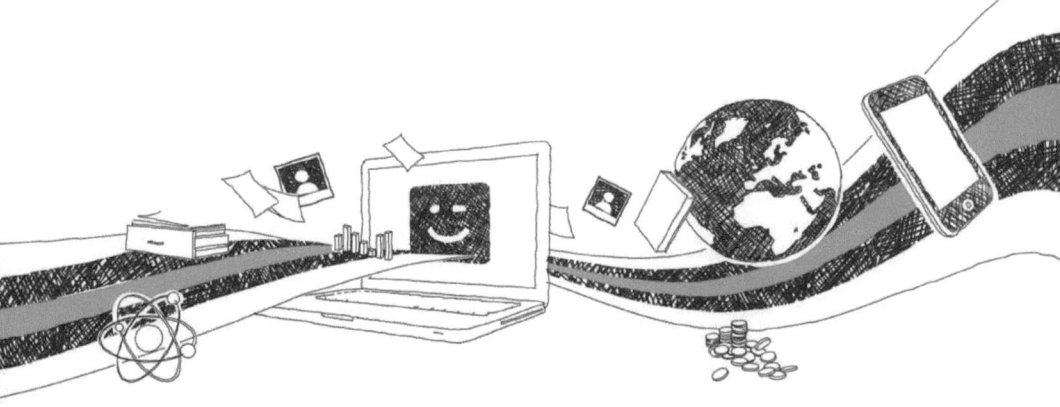
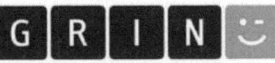

Regine Bahrs

MUNDGERUCH - Wahrnehmungsstörung bei psychischen Erkrankungen

Examicus Verlag

Bibliografische Information der Deutschen Nationalbibliothek:

Bibliografische Information der Deutschen Nationalbibliothek: Die Deutsche
Bibliothek verzeichnet diese Publikation in der Deutschen Nationalbibliografie;
detaillierte bibliografische Daten sind im Internet über http://dnb.d-nb.de/ abrufbar.

Copyright © 2007 GRIN Verlag GmbH
Druck und Bindung: Books on Demand GmbH, Norderstedt Germany
ISBN: 978-3-656-99493-0

http://www.examicus.de/e-book/186512/mundgeruch-wahrnehmungsstoerung-bei-
psychischen-erkrankungen

Examicus - Verlag für akademische Texte

Der Examicus Verlag mit Sitz in München hat sich auf die Veröffentlichung akademischer Texte spezialisiert.

Die Verlagswebseite www.examicus.de ist für Studenten, Hochschullehrer und andere Akademiker die ideale Plattform, ihre Fachtexte, Studienarbeiten, Abschlussarbeiten oder Dissertationen einem breiten Publikum zu präsentieren.

MUNDGERUCH –
Wahrnehmungsstörung bei psychischen Erkrankungen

Korrelation von imaginärer Halitosis mit psychischen
Syndromen oder einzelne Pathologie?

&

Welche Therapierichtlinien sind bei der
psychischen Halitosis adäquat?

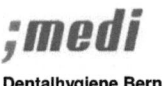

Dentalhygiene Bern

Regine Bahrs

Juni 2007

Inhaltsverzeichnis

Seite

__1 Vorwort__   4

__2 Einleitung__   4

__3 Klassifikation und Ätiologie einer Halitosis__   5

    __3.1 Echte Halitosis__   5
        __3.1.1 Physiologische Halitosis__   5
        __3.1.2 Pathologische Halitosis__   6
            __3.1.2.1 Intraoral__   7
            __3.1.2.2 Extraoral__   8

    __3.2 Body Image__   10

    __3.3 Psychische Halitosis__   11
        __3.3.1 Imaginäre Halitosis__   11
            __3.3.1.1 Pseudohalitosis__   12
            __3.3.1.2 Halitophobie__   13

        __3.3.2 Psychosomatische Halitosis__   14

        __3.3.3 Empfehlungen zur Behandlung einer psychischen Halitosis__   16

__4 Diskussion__   19

__5 Schlussfolgerung__   21

__6 Zusammenfassung__   22

__7 Literaturverzeichnis__   23

__8 Anhang__   26

1 Vorwort

Aus Gründen der Übersichtlichkeit spreche ich ausschließlich in männlichem Kasus, selbstverständlich sind beide Geschlechter gemeint.
Die mit einem * gekennzeichneten Begriffe sind im Anhang erklärt.

Meine Danksagung gilt meinem Referenten Prof. Dr. med. dent. Andreas Filippi (Klinik für zahnärztliche Chirurgie, Radiologie, Mund- und Kieferheilkunde, Universität Basel), Dr. Beat Schmitt (Dozent am feusi-Ausbildungszentrum Bern, Leiter Reha-Techniker/in FAS-MED) und nicht zuletzt meinen Eltern für die Anregung zur Themenwahl, die Ermöglichung meiner Ausbildung und ihre liebevolle Unterstützung in allen Lebenslagen.

2 Einleitung

Ursprünglich wählte ich „Ursachen und Behandlung von Halitosis" als Thema. Nach anfänglicher Literatur-Recherche ergab sich jedoch das - noch im Wesentlichen unerschlossene - Phänomen der psychischen Halitosis. Es zeigte sich, dass diese Materie sehr komplex ist und noch einige Kontroversen aufwirft, was mein Interesse weckte.
Ferner wurde die echte Halitosis bereits in einer feusi-Diplomarbeit (Miescher u. Leuppi, 2004) abgehandelt, weshalb Kapitel 3 nur einen kurzen Überblick darstellt.

Meine Recherche erfolgte über Suchmaschinen für Fachliteratur (pubmed, scirus, Blackwell Synergy, journalsonline.tandf.co.uk und Medline) nach den Begriffen "halitophobia", "pseudohalitosis", "psychological halitosis", "psychosomatic halitosis", "fear of halitosis", "anxiety of halitosis", "delusional halitosis", "suspected halitosis" und "olfactory reference syndrome".

Nach Recherche und Angebot von Literatur zu urteilen, ist die psychische Halitosis generell zu wenig publik. Während die Diagnose Halitophobie wenigen Zahnärzten noch relativ bekannt ist, sind Ursachen und Hintergrundwissen meist mangelhaft. Selbst Psychologen kennen nur die psychischen Syndrome mit olfaktorischen* Halluzinationen, die Halitophobie ist jedoch weitgehend unbeachtet.[28]

Ziel meiner Arbeit ist, die psychische Halitosis als Krankheit geläufig und respektiert zu machen und einen Zugang zum Patienten sowie Behandlungsmöglichkeiten aufzuzeigen, wobei die Hintergründe der Entstehung beleuchtet und diskutiert werden.
Dies soll helfen, die weitreichende Unkenntnis und den progressiven Misstand zwischen wirtschaftlichen Interessen des Arztes und dem Anliegen des Wohlbefindens des Patienten zu vermindern und die wenigen professionellen Anlaufstellen zu vermehren.[28]

Diesbezüglich stelle ich folgende Kernfragen:
1) Korrelation von imaginärer Halitosis mit psychischen Syndromen oder einzelne Pathologie?
2) Welche Therapierichtlinien sind bei der psychischen Halitosis adäquat?

3 Klassifikation und Ätiologie einer Halitosis

Definition: „Halitosis ist eine allgemeine Bezeichnung für unangenehmen Geruch, der durch physiologische und pathologische Gründe aus oralen oder systemischen Quellen entsteht. Die hauptsächlich zugrunde liegende Ursache für das Vorkommen dieses Zustands bei verschiedenen Individuen steht normalerweise im Zusammenhang mit einem spezifischen Ursprung."[23]

3.1 Echte Halitosis (Kapitel in Anlehnung an [30,43])

In der Fachliteratur werden synonym zum Begriff Halitosis (extraorale Ursache, Geruch durch Mund und Nase) auch „Foetor ex ore" (intraorale Ursache, Geruch nur durch Mund nicht durch Nase), „bad breath", „oral malodour",[18,37] „offensive breath"[25,50] oder „breath odor"[36] verwendet.

Halitosis (von „Halitus", lat. Hauch, Atem, Ausdünstung, Geruch) ist in der Geschichte der Medizin seit langem bekannt. Mundgeruch ist ein gesellschaftliches und gesundheitliches Problem mit weitreichenden Konsequenzen für das Leben des Betroffenen. Dessen ungeachtet erschienen zu diesem Thema lediglich ein Buch im 19. Jahrhundert (Howe) und zwei Bücher im 20. Jahrhundert (Rosenberg, 1995 und van Steenberghe und Rosenberg, 1996). Erst jetzt im 21. Jahrhundert zeigt sich größeres Interesse an dieser Thematik, Bücher mehren sich (z.B. Filippi, 2006), die Anzahl von Studien expandiert. Auch in Spezialsprechstunden für Mundgeruch wird ein deutlicher Anstieg von Neupatienten registriert.[9]

In den meisten Ländern ist die Prävalenz schlecht dokumentiert. Bei Erwachsenen in Industrieländern beträgt sie etwa 50% ohne Geschlechtsdominanz, bei der älteren Bevölkerung ist sie sogar noch höher.[18,49] Das Vorkommen ist abhängig von Faktoren wie z.B. medizinische Aufklärung und Versorgung, gesellschaftliche Stellung und Schulbildung. Überdies ist die objektive Einschätzung diffizil, da der Schweregrad remittierend und rezidivierend ist, was die Prävalenz verfälschen kann.[13,29]

Die Ätiologie ist vielfältig. Sie liegt bei 85%[6]-92,7%[38] im Mundbereich, bei 5-8% im Hals-Nasen-Ohren-Bereich[5] und bei 5% ist sie systemisch bedingt. Bereits 1933 erkannte Grapp die Bedeutsamkeit des dorsalen Zungenbelags hinsichtlich der Entstehung.[6]

Generell sollte zuerst eine Untersuchung durch den Zahnarzt oder die Dentalhygienikerin erfolgen, da intraorale Ursachen die häufigste Prävalenz darstellen. Erst wenn keine orale Ätiologie besteht, ist eine Überweisung an einen HNO-Spezialisten oder Internisten indiziert.[5]
Organoleptische* Messungen sind sehr einfach und sinnvoll, um den Schweregrad zu diagnostizieren und den Behandlungserfolg zu kontrollieren.[5]
Als Initialtherapie empfiehlt sich die Instruktion häuslicher Mundhygiene inklusive Zungenreinigung, da dorsaler Zungenbelag die häufigste Ursache ist.[5]

3.1.1 Physiologische Halitosis

Circa 500 Bakterienspezies im Oropharynx-Bereich sind bekannt. Sie verstoffwechseln viele verschiedene Nährstoffe, welche aus der Nahrungsaufnahme, dem Speichel oder dem Sulkusfluid stammen.[25] Die oralen Gewebe erneuern sich sehr schnell mit einem Turn-over von 6-12 Tagen. Die abgestorbenen epithelialen Zellen werden durch Bakterien metabolisiert (Eiweißzersetzung), dabei werden Aminosäuren aufgelöst, welche auch im Speichel vorkommen.
Aus Schwefelaminosäuren (z.B. Cystein, Cystin, Methionin) entstehen flüchtige Schwefelaminosäuren (volatile sulfur compounds, kurz VSC*) wie Schwefelwasserstoff, Methyl-

mercaptan und Dimethylsulfid.[11,25] Durch Decarboxylierung (Kohlendioxidabspaltung aus Carbonsäure) anderer Aminosäuren wie Ornithin und Lysin entstehen Diamine (Putrescin, Cadaverin). Abbauprodukte von Fettsäuren wie Indol, Skatol, Buttersäure und Valeriansäure sind ebenso übelriechend.

Neben diesem vielfältigen Nahrungsangebot für Mikroorganismen sind auch folgende Faktoren für unangenehme Gerüche verantwortlich:

> Nahrungsmittel (z.B. Knoblauch, Zwiebeln und Kaffee) und Suchtmittel (z.B. Alkohol, Tabak, Betäubungsmittel, Amphetamine),
> verminderter Speichelfluss, mangelnde Selbstreinigung über Nacht und Debris*-Rückstände (morgendliche Halitosis),[11]
> Food impaction,
> Plaqueakkumulation (bei unzureichender Mund- oder Prothesenpflege, systemischen Erkrankungen mit Mundatmung (Down-Syndrom) oder schwer durchführbarer Mundhygiene (verschachtelte Zahnstellung, iatrogene Restaurationsränder, manuelle Beeinträchtigung)),
> Zungenbelag (Abb. 1) (Akkumulation von Nahrungsresten, welche sich auf retentiver Zungenoberfläche mit abgeschilferten Epithelzellen, Blutbestandteilen und Bakterien vermischen).[25]

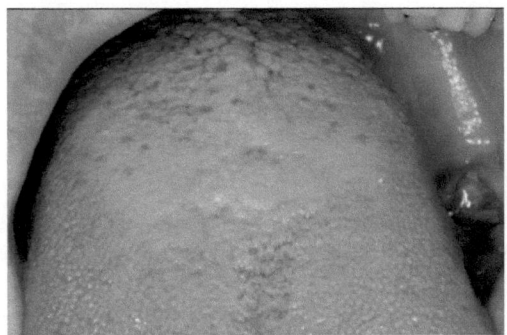

Abb. 1: Zungenbelag
(Dr. Rainer Seemann, Oberarzt f. Zahn-, Mund- und Kieferheilkunde,
Charité Zentrum Berlin; rainer.seemann@charite.de)

Physiologische Halitosis ist therapierbar durch Mundhygiene mit Zungenreinigung, ballaststoff- und faserreiche Ernährung (minimiert den Zungenbelag), Absetzen des Drogenkonsums sowie Umstellung auf Nasenatmung.

3.1.2 Pathologische Halitosis

Saccharolytische Mikroorganismen wie Streptokokken metabolisieren Kohlenhydrate, asaccharolytische verstoffwechseln Aminosäuren (z.B. Porphyromonas gingivalis, Treponema Spezies), andere metabolisieren beide (z.B. Prevotella intermedia, Fusobacterium nucleatum).

Anaerobe, gramnegative Mikroorganismen in der Plaque, im Zungenbelag und im Speichel sind die Hauptverursacher der Halitosis.[25,36] Sie geben proteolytische (protein- oder peptidabbaufähige) Enzyme direkt oder durch die Aktivierung von polymorphkernigen Leukozyten frei.

Bei extraoralen Erkrankungen liegen andere Mechanismen zugrunde und erzeugen somit andere übelriechende Verbindungen.

3.1.2.1 Intraoral

Auch hier gibt es eine Vielzahl möglicher Ursachen, welche der Übersicht halber in Stichpunkten dargestellt sind:

- Zungenbelag: Der physiologische Zungenbelag ist die Hauptursache für Mundgeruch (41%)[18] und tritt bei folgenden Pathologien vermehrt auf:
-- furred tongue/Pelzzunge: Weißer bis - besonders bei Rauchern - brauner Belag, generalisiert oder partiell, vor allem mittig anterior. Hypertrophie und Hyperplasie der papillae filiformis, da die Desquamationsgeschwindigkeit vermindert ist. Abgeschilfertes Debris* und Plaque sammeln sich zwischen den verlängerten Papillen.
Die - außer Halitosis bedingende - asymptomatische Pelzzunge tritt auf bei Rauchen, Mundatmung, schlechter Mundhygiene, diätetischer Ernährung ohne Ballaststoffe,[2] Dehydration oder Fieber und ist behandelbar wie der physiologische Zungenbelag (Rauchstopp, Nasenatmung, Zungenreinigung, Mundhygiene, ballaststoff- und faserreiche Ernährung, Trinken und Fiebersenkung).
-- lingua villosa (nigra)/(schwarze) Haarzunge: Weißlicher oder dunkelgrüner bis schwarzer, haariger Belag, vor allem mittig anterior. Hyperplasie und Hyperkeratose der papillae filiformis. Färbung entsteht durch exogene Einflüsse (Nahrung, chemische Reize) und Bakterien, die sich zwischen den vergrößerten Papillen ansammeln. Letztere produzieren bei ihrem Metabolismus Porphyrine, schwarze Pigmente. Die Haarzunge kann Halitosis, abnormen Geschmack und Übelkeit aufgrund der verlängerten Papillen erzeugen.
Die Ätiologie ist wahrscheinlich eine Veränderung der Mundhöhlenflora durch Rauchen, Antibiotikatherapie (Penicillin, Tetrazyklin), Niacinmangel und Lebererkrankung. Zudem kann die Langzeitverwendung von Antazida (Magensäurehemmer) und oxidierenden Mundspüllösungen (z.B Chlorhexidin) eine Haarzunge hervorrufen, ebenso wie die chronische Einnahme von Pepto-Bismol (Magen-Bismut, gegen Magenunstimmigkeiten). Männer sind häufiger betroffen.
Ein Rückgang erfolgt durch Behandlung der Ursache, verbunden mit Zungenreinigung mit 1%-2% Wasserstoffperoxid. Ein Stopp der Antibiose nach vorgeschriebener Einnahmezeit lässt die Mundflora regenerieren, d.h. das Vorkommen der pigmentproduzierenden MO verringert sich.
-- lingua plicata (Faltenzunge): Lange, tiefe und mittige Furchung des Zungenrückens mit unregelmäßigen, seitlich zum Zungenrand auslaufenden Spalten. In den tieferen Anteilen der Furchen sind keine Papillen vorhanden und Debris* kann sich sammeln. Mikroorganismen vermehren sich und können eine Glossitis verursachen. Zudem kann durch die bakterielle Verstoffwechselung des Debris* Halitosis entstehen.
Häufigste Alterserscheinung der Zunge (Prävalenz ca. 5-11,4%), auch in Verbindung mit Down Syndrom, Akromegalie, Sjögren-Syndrom, Psoriasis, lingua geographica und Melkersson-Rosenthal-Syndrom.
Behandlung durch Zungenreinigung nach Nahrungsaufnahme und abends, um die Furchen sauber zu halten und Halitosis und Glossitis vorzubeugen. Hat der Patient Schmerzen, kann ein Oberflächenanästhetikum helfen.[2]
- Gingivitis: Diese ist Ätiologie des Mundgeruchs in 31%[18] der Fälle, da hierbei Plaque metabolisiert wird. Die Prävalenz liegt bei über 90%.
- Parodontitis: In 28%[18] entsteht Mundgeruch durch die erhöhte Taschentiefe, welche ein anaerobes Milieu mit niedrigem pH-Wert begünstigt und die Decarboxylierung von Aminosäuren aktiviert. Die VSC*-Konzentration nimmt zu, wodurch die Entstehung einer Parodontitis begünstigt wird. Die VSCs* erhöhen die Permeabilität des Epithels, somit können bakterielle Metabolite in das subepitheliale Gewebe des Parodonts eindringen. Diese aktivieren die Interleukin-1-Produktion und stören die Wundheilung.
- kariöse Läsionen: Durch die mürbe Oberfläche wird Food impaction begünstigt,[42] während der Zersetzungsprozess des Zahnschmelzes weniger zum Geruch beiträgt.
- eröffnete Pulpa: Die Geruchsentstehung resultiert aus der Nekrose der Pulpa oder aus Pus im Kanal.

- abheilende Wunden: Das Koagel ist bedeckt mit Speichelglykoproteinen und abge-schilferten Zellen. Dies ermöglicht den Abbau von Proteinen und Peptiden sowie Fäul-nis, vor allem bei infizierten Wunden.
- Pericoronitis/Dentitio difficilis/Gingivahyperplasie/Pseudotaschen: Mikroorganismen und Debris* retinieren subgingival, durch das anaerobe Milieu wird eine Zersetzung verursacht, welche häufig mit Pus einhergeht.
- Periimplantitis: Durch Plaqueakkumulation auf rau gewordener Implantatoberfläche (z.B. durch Scaling) hervorgerufen. Es treten tiefe periimplantäre Taschen und Kno-chenverlust auf.
- rezidivierende Ulzerationen: Bei dieser Autoimmunerkrankung von 1-2 Wochen Dau-er ist die komplette Mukosa betroffen. Die schwere Form mit großen, tiefen Ulzeratio-nen kann Halitosis verursachen.
- herpetische Gingivitis: Darunter versteht man das Vorkommen von Ulzerationen und gerötetem Zahnfleisch, welches häufig einen rezidivierenden Charakter hat.
- nekrotisierende ulzerierende Gingivitis/Parodontitis: Tritt bei geschwächter Immun-abwehr auf (Stress, HIV-Infektion).
- Tumor: Karzinome verursachen Halitosis.[42]
- Xerostomie: Bei wenig Salivation* erhöht sich die Plaqueakkumulation, sowie die VSC*-Freisetzung. Die Mundtrockenheit kann nach Strahlentherapie, als Nebenwir-kung von zahlreichen Medikamenten oder in Folge von Krankheiten, welche die Spei-chelsekretion stören, auftreten.
- Piercing: Die am häufigsten auftretenden Komplikationen dieser Modeerscheinung sind Halitosis, Parodontitis, Zahnfrakturen, Glossitis und Abszesse.[40]

3.1.2.2 Extraoral

Über die extraoralen Ursachen soll eine kurze Übersicht durch folgende Tabelle gegeben werden:

Hals-Nasen-Ohren-Bereich	Infektionen der Nase/Tonsillen/Nasennebenhöhlen oder des Rachens, Ozäna, Fremdkörper, „postnasales Tröp-feln", Amygdalolith, Plaut-Vincent-Angina, Karzinome, infektiöse Mononukleose, etc.
Trachea, Bronchialsystem	chron./purulente Bronchitis, Lungenkarzinom, Lungen-gangrän, Lungenabszess, Bronchiektasen, etc.
Ösophagus, Gastrointestinaltrakt	Regurgitation/Bulimie/Ösophagitis, Hiatushernie, Ö-sophagus-Achalasie, Ösophagusdivertikel, etc.
Systemerkrankungen	Niereninsuffizienz, Urämie, Leberzirrhose, Trimethylami-nurie, Diabetes mellitus, Morbus Behçet, Coma diabeti-cum (bei Diabetes oder Radikaldiät/Hungern) und Coma hepaticum, Medikamente, Hormone (Menstruationszyk-lus), etc.

Tab. 1: Beispiele für extraorale Ursachen von Halitosis[30,37,43]

3.2 Body Image

(Kapitel angelehnt an [6,23])

Definition: „ ... ‚Body Images' sind kulturell durch Beziehungen mit anderen Menschen bestimmt. ... Das ‚Body Image'-System ist dynamisch, interaktiv und so dicht zusammengeschlossen, dass weder ‚Body Image' noch soziale Beziehungen Priorität ... gegenüber dem anderen haben."[23]

Gerüche sind seit Jahrhunderten mit sozialen und kulturellen Werten belegt. Geruch sagt aus, wer man ist, und vermittelt zwischenmenschliche Aktivität sowie Erinnerungen und Gefühle.

Die Erfahrung eines Geruches ist intim, „äußerst persönlich" und emotional bewertet, also „subjektiv".[6] Der Geruch eines anderen wird oft nicht so sehr real wahrgenommen, sondern ist vielmehr ein Phänomen des Mögens oder Nichtmögens. So hinterlässt ein Duft einen angenehmen Eindruck bis hin zur Sympathie oder sexueller Erregbarkeit – unangenehmer Geruch hingegen schafft Antipathie, Distanz und kann Gefahr signalisieren (z.B. eine Dysfunktion der körperlichen, emotionalen oder mentalen Gesundheit). Letzteres trifft auch auf Mundgeruch zu. Er ist ein energetischer und einwirkender Aspekt des „Body Image", welches neben der privaten Seite auch eine sehr öffentliche widerspiegelt. Reklame steigert unser Bewusstsein und sensibilisiert unsere Sinne auf diese Thematik,[6] bei leicht beeinflussbaren Personen können „ungerechtfertigte Sorgen" diesbezüglich entstehen.[35]

Unser Eigenbild und damit der Grad des Selbstvertrauens in der Gesellschaft wird beeinflusst durch unsere Wahrnehmung und unsere Interpretation der Wahrnehmung von uns durch andere. Eng verbunden damit sind „Gedanken und Gefühle über den Körper, welche nicht unbedingt kongruent mit der physischen Realität sind"[6] (z.B. Anorexia nervosa). Körper- und Selbstbild und soziale Beziehungen greifen ineinander, wirken aufeinander ein und und haben starken wechselseitigen Einfluss[6]: Luft wird beim Sprechen ausgestoßen, sie wirkt auf die ständige Selbstpräsentation und somit auch auf die gesellschaftliche Akzeptanz. Wie eine Person ihren Atem wahrnimmt, beherrscht ihre Gefühle, ihr Selbstvertrauen[6] und ebenso, wie andere auf sie reagieren werden.

Wenn einmal Mundgeruch erfahren wird oder gedacht wird, dass er existiert, sind Selbstbewusstsein und „Body Image" angegriffen, welches zu Unsicherheit in sozialen Situationen und zu einer geänderten Wahrnehmung der Umwelt[6] führt. Das heißt, die Betroffenen sind ausschließlich mit ihrem eigenen Atem beschäftigt[50] - ohne zu merken, dass auch andere Personen Mundgeruch haben - wobei das Ausmaß der Beeinflussung je nach Persönlichkeit und Charakterstärke sehr stark variiert. Bei manchen ist dieser Angriff so gravierend, dass sie sich ihr Leben lang darum sorgen, obwohl sie nur einmal darauf angesprochen wurden.[35]

Der Betroffene wird Taktiken benutzen, um Nähe zu Mitmenschen zu vermeiden Lochner 03,[34,45,50] obwohl dies zusammen mit der gesellschaftlichen Übermittlung des ‚Body Image' Bindungen dezimiert. Die Folge ist Rückzug und Isolation.[6,20,21]

Mundgeruch-Patienten benötigen eine holistische (ganzheitliche) Diagnose und eine individuell darauf abgestimmte Therapie, da Halitosis - ob real oder eingebildet - das persönliche, berufliche und soziale Leben deutlich stören[7,11,29,38,50] und in extremen Fällen sogar Selbstmordgedanken mitbegründen kann.[6,28,49] In einer Studie waren soziale Einwirkungen der Hauptgrund, warum Patienten Hilfe gesucht haben.[23]

3.3 Psychische Halitosis

3.3.1 Imaginäre Halitosis

Auch „delusional halitosis"[10,14] genannt. Die Patienten klagen hartnäckig über für sie selbst deutlich wahrnehmbaren Mundgeruch, welchen andere Personen jedoch nicht feststellen können, da er faktisch nicht vorhanden ist. Sie können jedoch nicht akzeptieren, dass sie keinen störenden Mundgeruch haben, da sie fest vom Gegenteil überzeugt sind.[10,13,14,38,49]

Weitverbreitet sind die Missinterpretation des Verhaltens anderer – wie Bedecken der Nase, Abwenden des Gesichts oder Zurücktreten - als vermeintlichen Beweis ihres Mundgeruchs und der daraus resultierende starke Glaube, einen nachhaltigen und widerlichen Mundgeruch zu haben.[21,38,45,49-51] Diese Gesten sind jedoch normalerweise keine kausale Reaktion - 98% der Mitmenschen zeigen dieses Verhalten nicht gegenüber Halitosis - sie werden vielmehr beiläufig und meist ohne spezifischen Grund ausgeführt.[21,50] Jene verfälschte Wahrnehmung verfestigt dessen ungeachtet die psychischen Tendenzen der Betroffenen.[50]

Weitere vermeintliche Beweise sind Zungenbelag (nicht obligat Halitosis induzierend), andere Familienmitglieder mit schlechtem Atem[6,34,35] oder Zahnstein[41].

Ein Verfasser[10] spricht bei Patienten mit „delusional halitosis", die circa die Hälfte der Patienten mit einer Mundgeruchs-Beschwerde stellen,[46] von einer „psychogenen Basis", die er durch Review von Literatur bestätigt sieht. Er fand erstmals Patienten, die über einen schlechten Geschmack im Mund klagten. Diese litten in der Vergangenheit unter einer Rhinitis*, weswegen er glaubte, dass die Verzerrung des Geschmackssinns aufgrund dieser Erkrankungen zum Trugbild des Mundgeruchs beitrug. Auch die Wahrnehmung von schlechtem Geschmack ist ein vermeintlicher Beweis für Mundgeruch.[6,34,35,38]

Viele Faktoren wirken im Allgemeinen bei der Aufnahme von Gerüchen zusammen. Das resultierende Urteil ist abhängig von der Erfahrung einer Person und ihren Charaktereigenschaften, ist also sehr komplex. Dadurch lässt sich das sogenannte „Schlechter-Atem-Paradoxon" erklären, die Tatsache, dass Leute unfähig erscheinen, ihren eigenen Geruch und dessen Ausmaß zu beurteilen. Es beschreibt Individuen mit Mundgeruch, die sich dessen jedoch nicht bewusst sind, sowie Individuen, die keinen haben, dies aber denken.[6,7,11,13,14,33,35]

Erstere erfahren Zurückweisung aller Art, ohne zu wissen, weswegen. Körpergerüche sind generell intime Themen; wenige von uns wollen Mitmenschen mit dieser Angelegenheit konfrontieren.[6,11,23] Dies ist bedauerlich, da erfahrungsgemäß behandelbare Umstände zugrundeliegen.

In der Literatur werden Autoren zitiert, die das Unbewusstsein mancher Betroffenen durch Gewöhnung oder Trüben des Geruchsinns nach einem kontinuierlichen Ausgesetztsein zu einem olfaktorischen* Reiz erklären.[35] Dies wurde jedoch widerlegt, da Personen, die ihr Selbstbild positiver bewerten, ihren Atem eher niedriger und tendenziell übereinstimmend mit den Kontrollwerten einschätzten, Halitophobiker größtenteils nicht.[6,7] Letztere tendieren dazu, ihren Atem nach „irrigen, bereits bestehenden und vorgefassten Ideen" zu beurteilen, die zudem sehr schwer revidierbar zu sein scheinen, das heißt, dass diese Patienten auch nach einer Behandlung unzufrieden mit dem Ergebnis sind, da sie keine Verbesserung feststellen können.[6,13,33,35,46]

Beim Vergleich von psychologischen Parametern mit dem Versuch, den eigenen Atem abzuschätzen, wurden signifikant positive Beziehungen deutlich. Dies bedeutet, die bei Phobikern häufige Missinterpretation von Gesten anderer erhöhte deutlich die Selbstwahrnehmung; diese Probanden schätzten ihren Mundgeruch hoch ein,[6] wogegen die Schätzung bei einer Adaption niedrig hätte sein müssen.[35]

Wurde die Geruchsprobe des Patienten vom Körper entfernt, stieg die Objektivität der Selbsteinschätzung an, was vermuten lässt, dass die Teilnehmer sie dann weniger mit ihrem eigenen Körperbild in Verbindung bringen.[6,35]

Die Kontrollprobe eines Duftes stimmte bei Probanden und Kontrolleuren überein, so dass der Geruchssinn der Teilnehmer physiologisch nicht beeinträchtigt sein konnte.

Bei einer Untersuchung war das Gros der Patienten mit der primären Beschwerde von Mundgeruch der eigenen Überzeugung, darunter zu leiden, welche jedoch aus dem fehlinterpretierten Verhalten anderer resultierte: 75% dieser Patienten hatten keine Halitosis.[13]
Die meisten wiesen eine gesteigerte Zwanghaftigkeit und zwischenmenschliche Sensibilität auf. Letzteres deutet darauf hin, dass diese Personen eine verstärkte Aufmerksamkeit auf Empfindungen eigener Unzulänglichkeit und Minderwertigkeit richten, besonders im Vergleich mit anderen.[7,13]
Diese erhöhte Empfindsamkeit und Emotionalität erklärt die fehlerhafte Auslegung von Gesten: ihre Komplexe und negativen Erwartungen hinsichtlich zwischenmenschlicher Kommunikation lässt die Betroffenen die Gebärden überbewerten.[7,45] Sie fühlen sich schuldig, ihre Mitmenschen möglicherweise mit ihrem Geruch zu belästigen und entwickeln eine Überängstlichkeit,[29,45,50] die sich bis zur Wahnvorstellung steigern kann.[7]
Diese Einbildung lässt sie geradezu nach Zeichen suchen, so deutete eine Frau den Unwillen des Hundes einer Freundin als Reaktion auf ihren Mundgeruch.[39] Eine andere Person gab in einem Internetforum an, dass sie ihre Mitmenschen „sehr gut, eigentlich fast zu gut" beobachte und „irgendwie [...] immer eine Reaktion, die auf Mundgeruch hindeuten könnte" finde (http://www.med1.de/Forum/Zahnmedizin/139753/).

Eine Geschlechtsdominanz ist wahrscheinlich eher zufällig, eine Studie untersuchte die gleiche Anzahl von Frauen und Männern, wobei 62,4% der Frauen respektive 37,6% der Männer mit imaginärer Halitosis diagnostiziert wurden (p< 0.05).[38] Hierin wurden jedoch Widersprüche zu anderen Studien ohne Geschlechtsdominanz eingeräumt.[5,43]
Erklärbar ist dies unter Umständen auch damit, dass Frauen generell öfter Ärzte konsultieren, indessen Männer eher dazu tendieren, sich erst verspätet untersuchen zu lassen. Unklar ist dennoch, ob Frauen besorgter sind, Mundgeruch zu haben und daher motivierter, ärztliche Hilfe zu suchen.[13]

Generell scheinen psychopathologische Faktoren und vorher gefestigte Meinungen eng mit der Beurteilung des eigenen Geruchs verbunden zu sein.[35]

Patienten mit imaginärer Halitosis lassen sich in folgende zwei Kategorien einordnen:

3.3.1.1 Pseudohalitosis

Der Patient lässt sich durch Beratung und Anwendung einfacher Hygienemaßnahmen von der Absenz des Mundgeruchs überzeugen. Empfohlen werden hier das Erklären des Krankheitsbildes und die professionelle Instruktion der Mundhygiene; somit wird der Patient unterstützt und motiviert. Auch sollten die Untersuchungsergebnisse erläutert werden, damit der Patient evidente* Daten vorliegen hat und durch diese zur Einsicht gebracht und beruhigt werden kann.[4,49] Andere Autoren werten die instrumentellen Messergebnisse sogar als unvergleichbar wertvoll.[19]
Auch ein enger Vertrauter kann zur Bestätigung, dass kein Geruch vorhanden ist, miteinbezogen werden. Durch ihn kann die Objektivität der Eigenbewertung gesteigert werden.[6,33]
Fachliteratur kann insofern helfen, da Fälle von Pseudohalitosis genannt und als verifiziertes Krankheitsbild beschrieben werden.[4,49]
Ein großes Problem ist, dass Pseudohalitosis-Patienten sehr oft per diagnosem nicht erkannt werden und somit Behandlungen erfahren, die überflüssig sind. So waren die 24,9% Pseudohalitosis-Patienten zu 76,3% in vorangegangener Behandlung, wobei 36% eine oder mehrere Gastroskopien erhalten hatten und 14% sogar eine Hals-Nasen-Ohren-Operation; signifikant mehr (p< 0.05) als Patienten ohne Mundgeruch. Nur zehn Patienten wurden mit Hilfe von organoleptischen* Messungen korrekt diagnostiziert.[38]

Die Pseudohalitosis kann sich zu einer Halitophobie entwickeln (ca. 2,2% Prävalenz), wobei sich der gravierende Einfluss auf das Sozialleben verdoppelt.[8,38]

3.3.1.2 Halitophobie

Während Patienten mit Pseudohalitosis sich davon überzeugen lassen, dass ihr Mundgeruch nicht existiert und weder lokal noch systemisch begründet werden kann, halten Halitophobiker weiterhin an ihrer Auffassung fest. Sie sind auch mit organoleptischen* Messergebnissen nicht zur Einsicht zu bringen.

Ihr ganzes Leben lang sind sie besessen vom Gedanken, dass andere bei ihnen Mundgeruch wahrnehmen.[6] Diese Überzeugung kann von schwach bis wahnhaft ausgeprägt sein. Die Betroffenen fühlen sich „beschmutzt" oder sagen, dass die Angst, Mundgeruch zu haben, ihre „Seele kontrolliert".[34] Ihr „irrationaler Glaube"[45] veranlasst sie, ihr Verhalten danach auszurichten, so dass er sich in allen Aktivitäten widerspiegelt.[28,44] Sie versuchen ständig, ein Problem zu verheimlichen, das gar nicht existiert, was sich beispielsweise in zwanghaftem Zähneputzen, andauerndem Kaugummikauen und im Vermeiden von zwischenmenschlichen Situationen äußert.[34,45]

Patienten mit keinem oder nur leichtem Mundgeruch haben ein ausgeprägteres psychopathologisches Profil und zeigen signifikant (p< 0.001) höhere Tendenzen zu Neurotizismus*[7,29] als eine Vergleichsgruppe mit offensichtlichem Mundgeruch. Vor allem sind die Ergebnisse für Ärger (p< 0.01), Minderwertigkeit (p< 0.01) und Sensibilität (p< 0.05) signifikant höher.[29] Zudem sind Tendenzen zur Selbstbeobachtung, Selbstkritik, Schüchternheit, verminderter Gefühlsmitteilung und Zwanghaftigkeit ersichtlich.[7]
Eine denkbare, jedoch nicht zwangsläufige Folge dieser Neigungen sind Depressionen*, d.h. sie sind normalerweise der Wahnvorstellung untergeordnet.[29]

Verschiedene psychische Pathologien werden als Basis vermutet, womit die imaginäre Halitosis eher ein Symptom als ein spezifisches Syndrom darstellen würde[1] (s. fett):
Viele Fälle ähneln dem Syndrom der Sozialphobie,[1] bei welcher der Betroffene eine beständige und übertriebene Angst vor Situationen hat, in denen er auf Menschen trifft. Das Spektrum reicht von Furcht vor öffentlichem Sprechen bis zur Aufgabe fast aller gesellschaftlichen Aktivitäten, da er versucht, einen Kontakt zu vermeiden(Pschyrembel).
Auch bei der posttraumatischen Belastungsstörung* und der Dysmorphophobie* kann sekundär ein verstärkter Fokus auf das „body image" auftreten.[6]

Außerdem finden sich kongruente Symptome bei der monosymptomatischen hypochondrischen Psychose (MHP), einer psychischen Unzulänglichkeit mit singulär gestörter Wahrnehmung der Realität.[14] Die Selbstbeobachtung ist – wie bei Hypochondern - gesteigert und es besteht die Tendenz zu Überbewertung bis zu wahnhafter Einbildung. Bezogen auf diesesm Thema ist der Patient überzeugt von eigenem Mundgeruch mit hoher Intensität.
Eine Unterart dieser Psychose ist das olfaktorische* Referenz Syndrom (ORS), welches die „delusional halitosis" beinhalten könnte. Dieses Syndrom beschreibt einen seltenen psychischen Zustand, welcher meist durch einzelne olfaktorische* Halluzinationen charakterisiert wird. In den übrigen Fällen treten illusorische Fehlinterpretationen von Gerüchen auf, wobei das Verhalten von Mitmenschen wahnhaft auf die eigene Person bezogen wird.[6,15,21]
Die Bezeichnung ORS wurde eingeführt, um primär olfaktorische* Beschwerden von solchen, welche als Konsequenz anderer Störungen auftreten, zu unterscheiden (Pryse-Philips 1971, zit. nach Lochner et al, 2003).
Da die Ätiologie des ORS nicht eindeutig definiert ist, bleibt es kontrovers, ob es ein eigenes Krankheitsbild ist oder nur ein Teil der Symptomatik anderer Pathologien wie Depression*, bipolare affektive Störung*, Schizophrenie*, Zwangsstörung*, Hypochondrie* und psychogener Essstörungen. Eine geringfügige organische Gehirndysfunktion, langanhaltender Drogenmissbrauch, Pharmaka und Hirnminderdurchblutung durch arteriovenö-

se Missbildung spielen eine prädisponierende Rolle in manchen Fällen. Auch bei Schläfen-lappen-Epilepsie oder als Folge einer Verletzung eines olfaktorischen* Nervs können der-artige Halluzinationen vorkommen.[15,16,20,21]
Ein weiterer Autor argumentiert hingegen, dass sich ORS mit einem einzigartigen Muster an Symptomen zeigt, weshalb es als eine separate Diagnose im Spektrum der sozialen Angststörungen* erscheinen sollte, das die ängstliche Persönlichkeitsstörung* und die Dysmorphophobie* beinhaltet.[20] Angststörungen waren in einer anderen Studie bei 11,7% schon einmal diagnostiziert worden (entspricht in diesem Fall 2 Personen von 17).[3]
In Folge der unklaren Ätiologie treten große individuelle Variationen im Krankheitsverlauf auf und die Therapie-Ansprache divergiert: Es kommen Reaktionen auf Neuroleptika, Serotoninwiederaufnahme-Hemmer (SSRI) oder trizyklische Antidepressiva vor, jedoch auch Therapieresistenz.[15,20]

Die Tatsache, dass bei einer Fragebogen-Ermittlung keine Erhöhung der Skala bei der Somatisierung* offensichtlich war, deutet darauf hin, dass die Beschwerde über imaginä-ren Mundgeruch nicht ein Teil einer breiteren somatoformen Störung* ist, sondern viel-leicht eher ein spezifischeres Syndrom, welches das ORS sein könnte.[7]

3.3.2 Psychosomatische Halitosis

Patienten mit psychosomatischer Halitosis haben Mundgeruch und sind ohne eine psy-chologische Bewertung, zum Beispiel mit Hilfe eines Fragebogens, nicht von pathologi-schen Halitosis-Patienten zu unterscheiden. Besonders diffizil ist, dass gestresste Patien-ten leicht in die Kategorie der imaginären Halitosis eingestuft werden können, wenn zum Zeitpunkt der Untersuchung kein Stress vorliegt, sie somit also temporär keinen Mundge-ruch haben.[3]
Normalerweise liegen Krankheitssymptomen pathophysiologische Prozesse zugrunde. Es können jedoch sowohl bei psychotischen als auch bei psychoneurotischen Störungen so-matische Symptome auftreten, für die „kein adäquater physischer Grund definiert werden kann".[47]
Zum Beispiel nannte ein Autor in seiner Studie über Erkrankungen der Speicheldrüsen eine signifikante Anzahl von Patienten, die Beschwerden aufwiesen, obwohl keine somati-schen Ursachen gefunden werden konnten. Er nannte eine Somatisierung* als wahr-scheinliche Ursache, seiner Meinung nach ein häufig zitiertes Phänomen bei Patienten mit verschiedenen mentalen Störungen.[48]
Nahezu äquivalent zur Somatisierung* ist die Konversion, ein psychologischer Abwehr-mechanismus. Ein unverarbeiteter Konflikt, eine unerträgliche Vorstellung oder ein Af-fekt* werden somatisch übertragen; es entstehen körperliche Symptome, welche die psychische Ursache unbewusst werden lassen.[30]

Die Ätiologie ist schwer zu begrenzen, da die psychosomatische Halitosis durch allgemei-ne Wechselwirkungen von Körper und Psyche begründet wird. Prinzipiell können viele psychische Mängel körperliche Symptome hervorrufen oder die Entstehung und den Ver-lauf einer Krankheit beeinflussen. Die Psychoonkologie beschäftigt sich beispielsweise mit den somatopsychischen Zusammenhängen bei Entstehung und Bewältigung von Tumor-erkrankungen (z.B. mittels Psychotherapie).[30]
Die bekannteste Ätiologie einer psychisch ausgelösten Halitosis ist Stress, deshalb soll hier nur dieses Beispiel erläutert werden.

Stress ist ein Reiz, der zu Belastung und langfristig zu einer unspezifischen Grundreakti-on, dem sogenannten endokrinen Aktionsmechanismus, führt. Dieser wird auch „allge-meines Anpassungssyndrom" genannt und durch Toxine, Traumen, exogene, endogene, nervöse und psychische Reize ausgelöst.[30]
Nach einer anfänglichen Alarmreaktion leistet der Körper Widerstand und passt sich tem-porär an. Diese Anpassung hat eine geistig und körperlich anregende und leistungsstei-gernde Wirkung (Eustress). Langfristig kann sich der Körper nur ungenügend adaptieren

bzw. das subjektive Bewältigungsverhalten reicht nicht aus. Anhaltender Stress resultiert im Disstress, dem Erschöpfungsstadium, in welchem Blutbild, Kohlenhydratstoffwechsel und Mineralhaushalt gestört werden. Bei erheblichen Mängeln infolge der immunsuppressiven Wirkung kann Stress eine Vielzahl von Pathologien wie Bluthochdruck, Magengeschwüre, endokrinologische Entgleisungen, progressive rheumatoide Arthritis etc. nach sich ziehen, sogenannte Adaptionskrankheiten.[12,30] Auch ist bekannt, dass Stress ein modifizierender Faktor bei Gingivitis und Parodontitis ist.

Beim Auftreten von wiederkehrender aphtöser Stomatitis wurde neben hämatologischen Mangelzuständen eine Korrelation zwischen Stress und Rezidiven deutlich - eine häufige Ätiologie besonders bei Patienten, die dazu neigen, in Sorge zu leben (signifikant erhöhte Anzahl an diesen Patienten: $p < 0.05$).[22]

Bei Frauen ist der VSC*-Level während der prämenstruellen Phase signifikant erhöht ($p < 0.05$). Neben der physiologischen hormonellen Ätiologie schreibt der Autor dies dem prämenstruellen Syndrom zu. Stress resultiert aus Kopfschmerzen, Völlegefühl, aufgetriebenem Bauch, Brustschmerzen etc. bis hin zu Depressionen*.[30] Der Speichelfluss zeigte keine statistischen Unterschiede.[31]

In einer anderen Studie wurden Ratten an aufeinanderfolgenden Tagen während je drei Zeitspannen unbewegt oder schwimmend gehalten- ein verbreitetes in vivo-Verfahren, um Stress bei Versuchstieren zu verursachen. Nach diesen Prozeduren wurden die Modifikationen des VSC*-Spiegels untersucht. Dieser stieg 3 Stunden nach der ersten und dritten Sitzung an.[17]

Bei Studenten, die Stress ausgesetzt waren durch eine Biochemie Prüfung, wurde am Tag der Klausur eine verringerte Salivation* sowie eine signifikante Erhöhung der VSC* festgestellt.[31]

Akademische Prüfungen sind eine häufig verwendete Methode in der Forschung, jedoch sind die Ergebnisse schwierig zu vergleichen und oft konträr.[3] So leidet nicht jeder Student unter dem gleichen Stress vor einer Prüfung, einige haben sich besser vorbereitet als andere etc. Daher sind laboratorische Stressfaktoren nützlicher, denn man kann experimentelle Variablen vorteilhafter kontrollieren, reproduzieren und vergleichen. Freiwillige sind rasch gefunden, die Methoden schnell durchzuführen, die herbeigeführte Angst homogener. Am häufigsten werden Aufgaben in Form von mentaler Anstrengung und simuliertes Halten einer Rede angewendet, so z. B. bei einer Studie mit dem „Video-Recorded Stroop Color-Word Test": Den Teilnehmern wurden Namen von Farben als Wort gezeigt, gedruckt waren sie jedoch in einer anderen Farbe (z.B. „blau", gedruckt mit roter Tinte). Sie sollten das Wort so schnell wie möglich vorlesen, bei einem Fehler läutete eine Glocke. Dies wurde aufgezeichnet und während des Tests auf einem Monitor abgespielt, was zusätzlich psychischen Stress induzierte.[3]

Die VSC* waren direkt nach dem Test signifikant erhöht ($p < 0.05$), der Speichelfluss variierte nicht. Confounder, also andere Gründe für Stress, die die Testergebnisse verfälschen konnten, wurden ausgeschlossen. Auch hatte keiner der Probanden irgendeine Form der Halitosis.[3]

Stress gilt als prädisponierender Faktor für den Anstieg der VSC*, denn die Erhöhung ist nicht allein durch verringerte Salivation* erklärbar. Als Indiz kann die Tatsache herangezogen werden, dass bei zwei Studien eine Konstanz der Speichelsekretion festgestellt wurde.[3,31] Gleichwohl trat bei einem anderen Versuch eine Verringerung auf, abhängig von der Art der Stimulation.[31] Diese Diskrepanz ist noch unzureichend erforscht.

Bekannt ist, dass Stress im Normalfall den Speichelfluss herabsetzt, da bei der Erregung des Sympathikus prinzipiell die Sekretion innerer Drüsen vermindert ist. So wird dann z.B. der Speichel über die Glandula submandibularis überwiegend nur noch in muköser Form produziert, während normalerweise der seröse Anteil im Vordergrund steht.

Fraglich ist zudem, inwieweit Stress die Speichelzusammensetzung verändert. Saliva* besteht aus 99% Wasser und einer Vielzahl von anorganischen Stoffen (Phosphat, Chlorid, Ammoniak, Mineralstoffe, Nitrit, u.v.m.) und organischen Stoffen (Proteine, Muzin, Harnstoff, Harnsäure, Aminosäuren, u.a.). Ebenfalls enthalten sind feste Bestandteile wie Leukozyten, Mikroorganismen, anorganische Salze, Eiweißkörper und abgestorbene Epi-

thelzellen.[12]
Ein Autor zieht eine Veränderung der Zusammensetzung und der Menge von Speichelbe-standteilen in Betracht und vermutet, dass Proteine von Bakterien verstoffwechselt werden, wodurch die VSC* unter Umständen erhöht werden.[31]

Zu beachten ist zudem, dass Stress oft eine Vernachlässigung der Mundhygiene bewirkt, was die Diagnose zusätzlich erschwert und die Grenzen zwischen physiologischem und psychosomatischem Mundgeruch verschwimmen lässt.

3.3.3 Empfehlungen zur Behandlung einer psychischen Halitosis

Erfolgreiche Therapieschemata sind bis jetzt nicht ausreichend bekannt, folglich gibt es eine beträchtliche Anzahl von Ärzten, die gar kein oder ein nur ungeeignetes Konzept haben, mit allen Arten von Halitosis-Patienten umzugehen.[38,49] Patienten mit psychischer Halitosis erfahren - wenn überhaupt - nur eine Therapie für echte Halitosis, welche nicht ausreichend ist. Weiterbestehende Beschwerden ignorieren Kliniker oft, so dass eine bedenkliche Anzahl von Patienten mit imaginärem Mundgeruch einen Arzt nach dem anderen aufsucht und unnötige und kostenintensive Behandlungen erhält.[29,45,49] Ist der Behandler kein Spezialist für Halitosis, sollte eine Überweisung an einen solchen zur Halitosis-Sprechstunde erfolgen, z.B. an die Klinik für Zahnärztliche Chirurgie, - Radiologie, Mund- und Kieferheilkunde, Universität Basel.

Eine präzise Diagnose verhindert die Konsultation mehrerer Ärzte („doctor-hopping" oder auch „doctor-shopping" genannt[45,49]) sowie überflüssige Operationen und Verfahren[11,20] und sollte prinzipiell einer Behandlung voranstehen.[29,39] Insofern ist nach der intraoralen und systemischen Untersuchung als nächstes die Messung des Mundgeruchs indiziert, wobei mehrere Praktiken anwendbar sind:

Sulfid Monitore - z.B. der Halimeter® (Abb. 2) - sind kompakt und einfach zu handhaben, allerdings nicht spezifisch für VSC*, da sie den totalen Schwefelgehalt der Atemluft, jedoch keine einzelnen Bestandteile messen.[38]

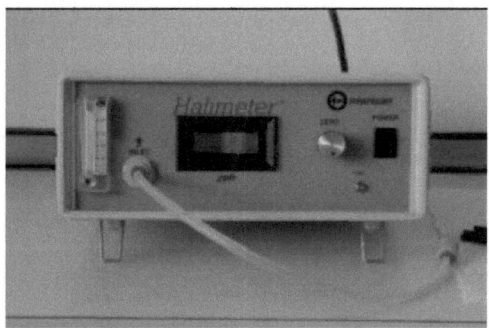

Abb. 2: Halimeter®
(Dr. Rainer Seemann, Oberarzt f. Zahn-, Mund- und Kieferheilkunde,
Charité Zentrum Berlin; rainer.seemann@charite.de)

Die Gaschromatographie (GC) ist der „Gold Standard" der Messmethoden, da sie spezifisch und präzise die VSC* misst.[26] Der Apparat ist jedoch unhandlich, kompliziert zu verwenden und kostspielig.[38]
Die organoleptische* Messung - auch hedonische Messung genannt[39] – ist eine praktikable Methode ohne viel Aufwand und große Kosten. Der Schweregrad wird durch den Geruchssinn des Behandlers eingeschätzt. Bei der Durchführung mit der „Anhauch-Methode" von Patient zu Behandler ist die Verwendung eines Intim-

schutzschirmes zu empfehlen, denn er lässt die Patienten annehmen, sie würden einer spezifischen Mundgeruchsuntersuchung unterzogen, und schenken so dem Ergebnis mehr Glauben.[6,49]
Um eine zuverlässige Klassifizierung zu gewährleisten, sollten die Messungen und Untersuchungen, wenn möglich, an zwei oder drei verschiedenen Tagen vollzogen werden, zudem von zwei oder mehr Fachleuten. Dies ist besonders wichtig, bei Verdacht auf imaginäre Halitosis, da diese schwer zu diagnostizieren ist[38,39,49] und echte Halitosis in ihrer Ausprägung schwankt.[24] Zudem kann durch diese Messungen eine Konsultation mehrerer Ärzte und eine Überbehandlung aus Unwissen der Behandler vermieden werden - irrelevant, ob echte oder imaginäre Halitosis vorliegt.[38] Objektive Messungen von Mundgeruch können es dem Patienten ermöglichen, ihre Eingliederung in eine psychologische Behandlung zu akzeptieren.[29,45,49]
Sehr unkompliziert und kostengünstig ist die „Air bag"-Methode. Der Patient atmet in eine Plastiktüte aus, anschließend wird die gesammelte Luft vor seiner Nase herausgepresst. Zudem können Atemluftproben von Angehörigen ohne Mundgeruch gesammelt werden, welche jedoch gesund sein sollten, damit keine Infektionen übertragen werden. Die gesammelten Proben werden gemischt und vom Betroffenen blind bewertet. Da keine schlecht riechende Probe darunter ist, kann ihn dies davon überzeugen, dass er keinen Mundgeruch hat.[45]

Indizien für psychische Halitosis sind negative Messergebnisse sowie das Fehlen klinischer Befunde, die die Beschwerde des Patienten unterstützen würden. Ferner lassen sich psychische Ursachen vermuten, wenn der Patient trotz erfolgter Pseudohalitosis-Therapie an seiner Überzeugung festhält, Mundgeruch zu haben.
das Festhalten an seiner Mundgeruchsüberzeugung, nachdem er als Pseudohalitosis-Patient behandelt wurde (siehe Kapitel 3.3.1.1), lässt auf einen psychischen Ausgangspunkt schließen.[49] Zu beachten ist hier jedoch die mögliche Differentialdiagnose der psychosomatischen Halitosis: Steht der Patient momentan nicht unter Stress oder einer anderen, somatische Symptome auslösenden Belastung, ist der sonst reale Mundgeruch vorübergehend absent,[3] und es besteht die Gefahr, ihn mit einem Halitophobiker zu verwechseln. Die Tatsache, dass der Patient vom Partner darauf aufmerksam gemacht wurde, lässt vermuten, dass eher echter Mundgeruch vorliegt und kann hier einen ersten Hinweis auf die Ätiologie geben. Im Gegensatz dazu ist die Missinterpretation des Verhaltens anderer ein Indiz für die imaginäre Halitosis.[13,38,50]
Um den seelischen Zustand fundiert zu bewerten, empfiehlt sich ein von Spezialisten etablierter Fragebogen, der in ca. zehn Minuten ausgefüllt ist.[13,49,51] Dieser beinhaltet verborgene und über den Bogen verteilte Fragen, die eine mögliche psychogene Basis des Problems aufzeigen. Der Fragebogen erscheint wie eine gewöhnliche Untersuchung, damit der Patient nicht den Eindruck erhält, der Behandler vermute einen psychischen Hintergrund, was negative Auswirkung auf sein Vertrauen hätte.
Des Weiteren besteht die Möglichkeit einer ergänzenden mündlichen Befragung, die den Aufbau einer vertraulichen Beziehung unterstützt. Der Behandler sollte zudem mit Akzeptanz, Sympathie, Unterstützung und Ruhe vorgehen,[4,51] denn das Vertrauen des Patienten im Falle einer psychischen Ätiologie ist unerlässlich, um dessen Angst vor Mundgeruch zu minimieren und ihn an einen Psychologen überweisen zu können.[28,50]
Um dieses Vertrauen zu festigen, muss der Patient das Gefühl erlangen, dass er ernst genommen wird. Somit sollten Begriffe und Formulierungen, welche eine psychogene Basis suggerieren könnten, unbedingt vermieden werden.[28]

Hat sich der Verdacht einer psychischen Halitosis bewahrheitet, ist es besser, dem Patienten zu sagen, dass ein unauffälliger, leichter Geruch bemerkbar ist, als die für ihn reale Halitosis zu negieren.[4,6,28,49,50] Dies kann sogar durch den instrumentellen Messwert demonstriert werden, da dieser auch minimalste Gerüche ermittelt, obgleich der Mensch sie nicht wahrnehmen kann.[38]
Obwohl viele Patienten verstehen, dass ihr Problem nicht im dentalen Bereich liegt, lehnen sie eine Überweisung normalerweise ab, da sie ihren Zustand nicht als psychogen erkennen können und nicht an ihrer Krankheit zweifeln.[4,13,28,50,51] Sie haben eine subjektive, für sie stimmige Ansicht der Realität.[28] Ein Behandler, der direkt informiert, dass

kein Geruch besteht und einen Psychologen empfiehlt, wird als inkompetent angesehen; dies führt mit höchster Wahrscheinlichkeit zu „doctor-hopping".[45,49] Bei einer Studie war dies bei 52,9% der Untersuchten mit imaginärer Halitosis der Fall. Trotz der Erklärung, dass kein Geruch wahrnehmbar ist, können sie es nicht glauben.[6,13] Aus diesem Grund sollte auf keinen Fall eine Diskussion über das Vorhandensein des Geruchs erfolgen oder die Überzeugung des Patienten dementiert werden.[4,50]

Der Patient will eine Behandlung erfahren, somit ist eine Instruktion der Mundhygiene inklusive Zungenreinigung sinnvoll, da er durch seine tägliche häusliche Pflege das Gefühl hat, dass er aktiv sein Problem kontrollieren kann.[4,6,28]
Die Behandlung des vermeintlichen Geruchs sollte jedoch das einzige Zugeständnis auf die Besessenheit des Betroffenen sein. Im allgemeinen sollte die Sorge des Patienten über das Verhalten anderer fokussiert werden.[50] Wiederholtes Erklären, dass die wahrgenommenen Gesten und Verhaltensweisen unwillkürlich erfolgen und keinen Respons auf Mundgeruch darstellen, lindert das Unbehagen des Betroffenen und schwächt seine Einbildung.[4,50] Ist der Patient in der Lage, seinen Habitus der Geruchsbewertung durch andere zu brechen, kann seine Manie gelindert werden.[50]

Wenn sich keine Verbesserung einstellt, sollte sich der Behandler indirekt durch einen Psychologen, der auf Geruchshalluzinationen spezialisiert ist, lenken lassen. Dieser kann helfen, den Patienten auch ohne psychologische Betreuung weiterhin zu unterstützen.[6]

Patienten mit psychosomatischer oder psychischer Halitosis benötigen die Evaluation eines psychologischen Spezialisten und eine entsprechende Therapie.[47] Die Überweisung ist jedoch erst bei einem fundierten Vertrauensverhältnis möglich,[28] wobei die Begründung mit Fehlinterpretation von Gesten leichter vom Betroffenen akzeptiert wird als die mit imaginärer Halitosis.[4,50]
Die vom Psychologen durchgeführte Intervention erfolgt durch eine Wahrnehmungs- und Verhaltenstherapie, welche von Medikamenten wie selektive Serotonin-Wiederaufnahme-Hemmer (SSRI) oder trizyklische Antidepressiva unterstützt werden kann.[11,20,28] Diese sollten jedoch nicht ohne begleitende Therapie verabreicht werden, da die psychischen Beschwerden nach dem Absetzen mehrheitlich rezidivieren. Trizyklische Antidepressiva haben stärkere Nebenwirkungen, wie z.B. Xerostomie, welche eine Ätiologie der echten Halitosis stellen kann.[28]

4 Diskussion

Die Prävalenz der imaginären Halitosis (24,9% Pseudohalitosis und 2,2% Halitophobie[38]) dürfte eine beträchtliche Dunkelziffer aufweisen, welche aus der weitreichenden Unwissenheit der Zahnärzte resultiert. Viele kennen das Krankheitsbild nicht und zahlreiche Behandler, die davon gehört haben, wissen nicht damit umzugehen.[38] So kann oft keine zuverlässige Diagnose gestellt werden und die meisten Patienten werden „doctorhopping" betreiben, weil sie ihren Zahnarzt als inkompetent beurteilen.[45,49] Auch bei diversen Studien war diese Nachlässigkeit zu erkennen. Die Definition „psychosomatische Halitosis" wird von mehreren Autoren äquivalent zum Begriff „imaginäre Halitosis" verwendet, was per definitionem falsch ist.[46,49,50] Psychosomatik bedeutet, dass sich physische Beschwerden aus einer psychischen Ätiologie manifestieren und nicht organisch bedingt sind.[30,47]

Während die imaginäre Halitosis in mehreren Studien fokussiert wurde und die Kategorisierung von Pseudohalitosis und Halitophobie zumindest theoretisch geklärt werden konnte,[49] ist die psychosomatische Halitosis weniger erforscht. Bei dieser Unterart wird Stress als Ätiologie in den Vordergrund gestellt,[3,17,31] jedoch kann hypothetisch eine jegliche psychische Belastung somatische Symptome hervorrufen und die Pathogenese einer Krankheit beeinflussen, da die Psychosomatik sich auf die allgemeinen Wechselwirkungen von Körper und Psyche stützt.[30]
Außerdem wäre es möglich, dass die Belastung, welche durch eine imaginäre Halitosis ausgelöst wird, mit der Zeit zu einer Konversion führen könnte. Dies würde bedeuten, dass die unerträgliche Empfindung des vermeintlichen Mundgeruchs symbolisch durch körperliche Symptome zum Ausdruck gebracht werden könnte und dadurch unbewusst würde.[30]

Ob auch Emotionen den VSC*-Spiegel beeinflussen und in welcher Dimension, wäre ein interessanter Aspekt für zukünftige Studien. Es dürfte jedoch schwierig sein, ein praktikables Testverfahren zu entwickeln, da Gefühle schwer zu messen sind und nicht jeder Mensch mit einheitlichen Empfindungen und der identischen „Menge" reagiert.

Korrelation von imaginärer Halitosis mit psychischen Syndromen oder einzelne Pathologie?

Die Kernfrage nach der obligaten Korrelation der imaginären Halitosis mit psychischen Syndromen ist differenziert zu beantworten.
Da die Ausprägungen einer imaginären Halitosis schwach bis wahnhaft sein können und der Pseudohalitosis-Patient sich von der Absenz des Geruchs überzeugen lässt, kann dieses Krankheitsbild sicherlich als einzelne Halluzination auftreten.
Bei Halitophobikern ist die Fragestellung komplexer, da sie an ihrer Überzeugung festhalten und ihr Leben dadurch stark beeinträchtigt wird. Zumindest sind Tendenzen eines psychischen Ungleichgewichts vorhanden, aus welchem Depressionen* resultieren können.[7,29]
Eine Basiserkrankung wurde in vielen Studien als möglich bestätigt,[1,6,14,20] ob diese jedoch zwangsläufig auftritt, ist noch zu wenig erforscht.

Meiner Auffassung nach stimmt die Definition des ORS* am besten mit dem Erscheinungsbild einer imaginären Halitosis überein,[6] da bei beiden Pathologien illusorische Fehlinterpretationen des Verhaltens von Mitmenschen auftreten, die wahnhaft auf die eigene Person bezogen werden.[21,38,45,50,51] Eine gerechtfertigte Einordnung in dieses Syndrom müsste jedoch durch zukünftige Studien untermauert werden.
Ob das ORS* den sozialen Angststörungen*[20] oder den Zwangsstörungen*[28,44] zugeordnet werden sollte, ist nicht eindeutig geklärt und bleibt ebenfalls ein Thema für weitere Studien. Meines Erachtens sind eher die Zwangsstörungen* zu favorisieren, da unter anderem Tendenzen zur Selbstbeobachtung, Selbstkritik und Zwanghaftigkeit auffallend sind.[7] Auch die „monosymptomatische hypochondrische Psychose"[6] erscheint mir als Ü-

berbegriff sinnvoll, jedoch vermisse ich bei dieser Definition das Zwangsverhalten. Die Halitophobie in die Kategorie der Sozialphobie einzuordnen, ist meiner Ansicht nach unpassend, da die Angst und das Vermeiden von sozialen Kontakten eher als Folge der Illusion auftreten.

Grundsätzlich verstehe ich das ORS* als eigenständiges Syndrom, welches zudem in Folge oder in Verbindung mit anderen psychischen Erkrankungen auftreten kann. Das Verwirrende hieran ist die unterschiedliche Symptomatik. Das Kernsymptom des eingebildeten Geruchs ist zwar immer identisch, das klinische Erscheinungsbild kann jedoch verschiedene psychische Krankheiten nachahmen und somit stark variieren.[15]

Welche Therapierichtlinien sind bei der psychischen Halitosis adäquat?

Die Therapierichtlinien sind teilweise widersprüchlich. So spricht ein Autor vom zwingend notwendigen Überreden des Patienten, dass die eigene Wahrnehmung und das Verhalten anderer missverstanden wird. Er räumt ein, dass keine Argumente etabliert sind, die dem Patienten helfen könnten, diese Diagnose zu verstehen.[50] Diese Methodik widerspricht außerdem dem Aufbau eines Vertrauensverhältnisses; der Patient fühlt sich sehr wahrscheinlich nicht ernst genommen und wechselt den Arzt. Sinnvoller wäre, die Technik des „Motivational Interviewing" anzuwenden, bei der der Patient im Mittelpunkt steht und vom Behandler zu einer intrinsischen Motivation geführt wird, seine Einstellung zu überdenken und zu revidieren. Das heißt, die Selbsterkenntnis des Patienten wird gefördert durch die Akzeptanz und Empathie des Behandlers.[28]

Die „Air bag"-Methode, bei welcher der Betroffene blind die eigene Probe und die von Angehörigen ohne Halitosis bewertet, wird vom Autor als Möglichkeit genannt, den Patienten davon zu überzeugen, dass er keinen oder nur einen leichten Mundgeruch hat.[45] Meiner Ansicht nach ist die Erfolgschance jedoch abhängig vom Ausmaß der Einbildung. Je ausgeprägter diese ist, desto weniger wird das Gegenteil geglaubt. Der Betroffene könnte in seinem Vertrauen verletzt sein und dem Behandler sogar unterstellen, er habe seine Geruchsprobe ausgetauscht oder andere wütende Reaktionen zeigen.[28]

Die in Kapitel 3.3.3 erklärte Abfolge sollte eingehalten werden, da die Kommunikation mit einem Halitophobiker nach Messung und Fragebogen von Anfang an adäquat und auf ihn abgestimmt gestaltet werden kann.

Im Vordergrund steht der Vertrauensaufbau durch Gespräche in Ruhe, mit Einfühlsamkeit und Akzeptanz, jedoch ohne Mitleid und Wundenlecken; denn das eigentliche Ziel ist die Überweisung.

Aufgrund der vielfältigen Ätiologien und Ausprägungen von Halitophobie kann es keine allgemein gültige Behandlungsmethodik geben und ein individuelles Herangehen an den Patienten hat – wie bei allen psychischen Erkrankungen – absolute Priorität.[6]

5 Schlussfolgerung

Korrelation von imaginärer Halitosis mit psychischen Syndromen oder einzelne Pathologie?

Die Pseudohalitosis ist eine solitäre Pathologie; bei der Halitophobie ist eine Basiserkrankung möglich aber höchstwahrscheinlich nicht zwingend.

Für die Einordnung der Halitophobie scheint das ORS eine geeignete Kategorie im Spektrum der Zwangsstörungen* zu sein.

Als eigenständiges Syndrom kann es auch durch andere psychische Erkrankungen bedingt sein oder mit ihnen zusammen auftreten, wobei das klinische Erscheinungsbild stark variiert.

Welche Therapierichtlinien sind bei der psychischen Halitosis adäquat?

Bei jedem Patienten sollte eine kompatible und individuelle Methodik im Vordergrund stehen, die mit den wesentlichen Punkten des erläuterten Schemas übereinstimmt.

6 Zusammenfassung

Nach dem Literaturangebot zu urteilen ist die Halitophobie, die starke Einbildung von Mundgeruch ohne Einsicht, relativ unbekannt und erfährt erst seit wenigen Jahren mehr Aufmerksamkeit. Bisher wurden Diagnostik und erste Empfehlungen zum Umgang veröffentlicht, die Klassifikation und die Relation mit psychischen Störungen sind jedoch unklar. Psychologen kennen ausschließlich die psychischen Syndrome mit olfaktorischen* Halluzinationen, aber eine Vernetzung der Fachgebiete steht aus.
Diese wäre jedoch sinnvoll, denn die Auswirkungen von imaginärem Mundgeruch auf das Sozialleben sind gravierend und zudem doppelt höher als jene echter Halitosis.

Um diese Problematik publik zu machen, werden die psychopathologischen Faktoren der wahnhaften Eigengeruchs-Überzeugung analysiert. Aufgrund der verschiedenen Ätiologien und vielgestaltigen Ausprägungen kann zu diesem Zeitpunkt jedoch nur eine provisorische Einordnung in die psychische Pathologie erfolgen.

Die Betrachtung zeigt: Die Ätiologie der Halitophobie ist unklar, es werden einige Basiserkrankungen für möglich befunden, aber höchstwahrscheinlich nicht für obligat. Damit wäre es ein eigenständiges Syndrom, das auch wegen oder mit anderen psychischen Erkrankungen auftritt, wobei das klinische Erscheinungsbild stark variiert.
Am ähnlichsten ist die Halitophobie dem olfaktorischen* Referenz Syndrom im Spektrum der Zwangsstörungen*.

Eine standardisierte Therapie ist unpassend, deshalb werden Richtlinien zur Vorgehensweise aufgestellt, wobei der Patient stets im Vordergrund steht und eine individuell auf ihn abgestimmte Praktik erfährt:
Grundlage zur Evaluation der Beschwerde ist unter allen Umständen die gründliche intraorale und physische Untersuchung in Verbindung mit sensorischen oder instrumentellen Messungen und Persönlichkeitstests.
In der anknüpfenden Behandlung liegt der Schwerpunkt auf der Vertrauensgewinnung, die durch Pathologiekenntnis und eine empathische, akzeptierende Kommunikation gestützt wird.
Die Kooperation mit einem psychologischen Spezialisten ist opportun, um eine Überweisung an einen solchen zu ermöglichen. Es besteht jedoch auch die Eventualität, den Patienten an eine Fachklinik mit Halitosis-Sprechstunde zu überführen.
Langfristig benötigen psychosomatische als auch psychische Halitosis-Patienten die Evaluation von einem psychologischen Spezialisten und die entsprechende Therapie.

7 Literaturverzeichnis

1) Bohn, P. (1997) Imagined halitosis: a social phobia symptom? *J Calif Dent Assoc* 25, 161-164

2) Byrd, J.A., Bruce, A.J., Rogers, R.S. (2003) Glossitis and other tongue disorders. *Dermatol Clin* 21, 123-134

3) Calil, C.M., Marcondes, F.K. (2006) Influence of anxiety on the production of oral volatile sulfur compounds. *Life Sci* 79, 660-664

4) Coil, J.M., Yaegaki, K., Matsuo, T., Miyazaki, H. (2002) Treatment needs (TN) and practical remedies for halitosis. *Int Dent J* 52, 187-191

5) Delanghe, G., Ghyselen, J., Feenstra, L., van Steenberghe, D. (1997) Experiences of a Belgian multidisciplinary breath odour clinic. *Acta Otorhinolaryngol Belg* 51, 43-48

6) Eli, I., Baht, R., Koriat, H., Rosenberg, M. (2001) Self-perception of breath odor. *JADA* 132, 621-626

7) Eli, I., Baht, R., Kozlovsky, A., Rosenberg, M. (1996) The complaint of oral malodor: possible pschychopathological aspects. *Psychosomatic Medicine* 58, 156-159

8) Filippi, A., Müller, N. (2006) Echte und psychisch bedingte Halitosis – Befunde, Diagnosen und Ergebnisse einer Mundgeruch-Sprechstunde. *Schweiz Monatsschr Zahnmed* 116, 129-135

9) Filippi, A., Meyer, J. (2004) Halitosis – Ursachen, Diagnose, Therapie. *Schweiz Med Forum* 4, 585-589

10) Goldberg, R.L., Buongiorno, P.A., Henkin, R.I. (1985) Delusions of halitosis. *Psychosomatics* 26, 325-331

11) Hawkins, C. (1987) Real and imaginary halitosis. *British Medical Journal* 294, 200-201

12) Hoffmann-Axthelm, W., Hrsg. (1978, 2.Aufl.) *Lexikon der Zahnmedizin.* Quintessenz, Berlin

13) Iwakura, M., Yasuno, Y., Shimura, M., Sakamoto, S. (1994) Clinical characteristics of halitosis: differences in two patient groups with primary and secondary complaints of halitosis. *J Dent Res* 73, 1568-1574

14) Iwo, C.O., Akpata, O. (1990) Delusional halitosis. Review of the literature and analysis of 32 cases. *British Dental Journal* 168, 294-296

15) Konuk, N., Atik, L., Atasoy, N., Ugur, M.B. (2006) Frontotemporal hypoperfusion detected by 99mTc HMPAO SPECT in a patient with olfactory reference syndrome. *General Hospital Psychiatry* 28, 174-177

16) Kopala, L.C., Good, K.P., Honer W.G. (1994) Olfactory hallucinations and olfactory identification ability in patients with schizophrenia and other psychiatric disorders. *Schizophr Res* 12, 205-211

17) Kurihara, E., Marcondes, F.K. (2002) Oral concentration of volatile sulphur compounds in stressed rats. *Stress* 5, 295-298

18) Lang, B., Filippi, A. (2004) Halitosis – Teil 1: Epidemiologie und Entstehung. *Schweiz Monatsschr Zahnmed* 114, 1037-1044

19) Lee, P.P.C., Mak, W.Y., Newsome, P. (2004) The aetiology and treatment of oral halitosis: an update. *Hong Kong Med J* 10, 414-418

20) Lochner, C., Stein, D.J. (2003) Olfactory reference syndrome: diagnostic criteria and differential diagnosis. *J Postgrad Med* 49, 328-331

21) Luckhaus, C., Jacob, C., Zielasek, J., Sand, P. (2003) Olfactory reference syndrome manifests in a variety of psychiatric disorders. *Int J of Psych Clin Pract* 7, 41-44

22) McCartan, B.E., Lamey, P.J., Wallace, A.M. (1996) Salivary cortisol and anxiety in recurrent aphthous stomatitis. *J Oral Pathol Med* 25, 357-359

23) McKeown, L. (2003) Social relations and breath odour. *Int J Dent Hyg* 1, 213-217

24) Minamide, T., Mitsubayashi, K., Jaffrezic-Renault, N., Hibi, K., Endo, H., Saito, H. (2005) Bioelectronic detector with monoamine oxidase for halitosis monitoring. *Analyst* 130, 1490-1494

25) Morita, M., Wang, H. (2001) Association between oral malodor and adult periodontitis: a review. *Journal Of Clinical Periodontology* 28, 813-819

26) Murata, T., Yamaga, T., Iida, T., Miyazaki, H., Yaegaki, K. (2002) Classification and examination of halitosis. *Int Dent J* 52, 181-186

27) Nagel, D. (2006) Psychologische und psychiatrische Ursachen. In: *Halitosis - Patienten mit Mundgeruch in der zahnärztlichen Praxis*, Hrsg. A. Filippi, S. 34-38. Quintessence Verlags GmbH, Berlin

28) Nagel, D., Lutz, C., Filippi, F. (2006) Halitophobie – das unterschätzte Krankheitsbild. *Schweiz Monatsschr Zahnmed* 116, 57-60

29) Oho, T., Yoshida, Y., Shimazaki, Y., Yamashita, Y., Koga, T. (2001) Psychological condition of patients complaining of halitosis. *Journal of Dentistry* 29, 31-33

30) Pschyrembel, W., Hrsg. (2001, 259. Aufl.) *Klinisches Wörterbuch*. de Gruyter GmbH & Co. KG, Berlin

31) Queiroz, C.S., Hayacibara, M.F., Tabchoury, C.P., Marcondes, F.K., Cury, J.A. (2002) Relationship between stressful situations, salivary flow rate and oral volatile sulfur-containing compounds. *Eur J Oral Sci* 110, 337-340

32) Richter, J.L. (1996) Diagnosis and treatment of halitosis. *Compend Contin Educ Dent* 17, 370-372, 374-376 passim; quiz 388.

33) Rosenberg, M., Kozlovsky, A., Wind, Y., Mindel, E. (1999) Self-assessment of oral malodor 1 year following initial consultation. *Quintessence Int* 30, 324-327

34) Rosenberg, M. (1996) Clinical assessment of bad breath: current concepts. *JADA* 127, 475-482

35) Rosenberg, M., Kozlovsky, A., Gelernter, I., Cherniak, O., Gabbay, J., Baht, R., Eli, I. (1995) Self-estimation of oral malodor. *J Dent Res* 74, 1577-1582

36) Scully, C., el-Maaytah, M., Porter, S.R., Greenman, J. (1997) Breath odor: etiopathogenesis, assessment and management. *Eur J Oral Sci* 105, 287-293

37) Seemann, R., Djamchidi, C., Schüz, B., Tostmann, K. (2006) *Halitosismanagement in der zahnärztlichen Praxis*. Spitta-Verlag, Balingen

38) Seemann, R., Bizhang, M., Djamchidi, C., Kage, A., Nachnani, S. (2006) The proportion of pseudo-halitosis patients in a multidisciplinary breath malodour consultation. *Int Dent J* 56, 77-81

39) Seemann, R. (2002) Diagnostik und Behandlung von Mundgeruch. *prophylaxe impuls* 6, 110-116

40) Shinohara, E.H., Horikawa, F.K., Ruiz, M.M., Shinohara, M.T. (2007) Tongue piercing: case report of a local complication. *J Contemp Dent Pract* 8, 83-89

41) Soder, B., Johansson, B., Soder, P.O. (2000) The relation between foetor ex ore, oral hygiene and periodontal disease. *Swed Dent J* 24, 73-82

42) Spielman, A.J., Bivona, P., Rifkin, B.R. (1996) Halitosis. A common oral problem. *N Y State Dent J* 62, 36-42

43) van Steenberghe, D., Hrsg. (2004) *Breath Malodor: a step by step approach.* Quintessence Publishing Co. Ltd., Kopenhagen

44) Stein, D.J., Le Roux, L., Bouwer, C., Van Heerden, B. (1998) Is olfactory reference syndrome an obsessive-compulsive spectrum disorder?: two cases and a discussion. *J Neuropsychiatry Clin Neurosci* 10, 96-99

45) Suhas, S., Sudarshan, S., Pai, K.M. (2004) "Air bag" organoleptic behavioral experiment for managing fear of oral malodor. *J Behav Ther & Exp Psychiat* 35, 13-15

46) Tanaka, M., Anguri, H., Nishida, N., Ojima, M., Nagata, H., Shizukuishi, S. (2003) Reliability of clinical parameters for predicting the outcome of oral malodor treatment. *J Dent Res* 82, 518-522

47) Turkson, S.N. (1998) Psychiatric patients presenting with primarily somatic symptoms: report of two cases. *East Afr Med J* 75, 556-557

48) Votta, T.J., Mandel, L. (2002) Somatoform salivary complaints. Case reports. *N Y State Dent J* 68, 22-26

49) Yaegaki, K., Coil, J.M. (2000) Examination, classification, and treatment of halitosis; clinical perspectives. *J Can Dent Assoc* 66, 257-261

50) Yaegaki, K., Coil, J.M. (1999) Clinical dilemmas posed by patients with psychosomatic halitosis. *Quintessence Int* 30, 328-333

51) Yaegaki, K., Coil, J.M. (1999) Clinical application of a questionnaire for diagnosis and treatment of halitosis. *Quintessence Int* 30, 302-306

8 Anhang

Glossar: (nach Pschyrembel)

- ängstliche Persönlichkeitsstörung: die Überzeugung unbeholfen, unattraktiv und minderwertig zu sein resultiert in anhaltender Anspannung und Besorgtheit; übertriebene Furcht über Kritik oder Ablehnung in sozialen Situationen;
- Affekt: flüchtige und intensive Gefühlsregung, i.d.R. mit physiologischer Verbindung (z.B. Wut, Freude);
- bipolare affektive Störung: Störung, bei der sich Stimmung und Antrieb verändern und manische und depressive Phasen wechseln; oft ausgelöst durch psychisches Trauma oder belastendes Lebensereignis;
- Debris: abspülbare Ansammlung von organischen Substanzen, Zellen und Bakterien auf intraoralen Oberflächen;
- Depression: Störung der Gefühle und der Psyche mit depressiven Phasen;
- Dysmorphophobie: somatoforme Störung*, bei der sich die Betroffenen übermäßig mit einem eingebildeten oder stark übertriebenen Manko ihres Körpers (z.B. Aussehen der Nase) beschäftigen;
- evident: überzeugend, offenkundig, klar ersichtlich;
- Hypochondrie: Besorgnis um die eigene Gesundheit und den eigenen Körper; die Selbstbeobachtung ist gesteigert und Krankheitszeichen werden überbewertet; kann sich bis zum hypochondrischen Wahn steigern;
- Neurose: psychische oder psychosoziale Störung ohne nachweisbare organische Grundlage; die Wahrnehmung der Realität ist wenig oder gar nicht gestört;
- Neurotizismus: Persönlichkeitseigenschaft mit emotionaler Labilität, welche zur Entwicklung einer Neurose* prädisponiert;
- olfaktorisch: den Riechnerv betreffend;
- organoleptisch: nur mit den Sinnen prüfen;
- posttraumatische Belastungsstörung: akute oder chronische psychische Störung nach einem extrem belastenden Ereignis, die mit starker Furcht und Hilflosigkeit einhergeht; ist u.a. Symptom ist u.a. phobische Angst;
- Rhinitis: Schnupfen, Nasenkatarrh: oberflächliche akute oder chronische seröse bis schleimige Entzündung der Nasenschleimhaut, welche mit leichten Störungen des Allgemeinbefindens verbunden ist;
- Saliva/-tion: lat. Speichel/-fluss;
- Schizophrenie: endogene Psychose mit charakteristischen, aber vielfältigen Störungen von Persönlichkeit, Denken, Wahrnehmung, Realitätsauffassung und Affektivität (die Gesamtheit des Gefühls- und Gemütslebens); die Klarheit des Bewusstseins ist unbeeinträchtigt und es gibt weder eine erkennbare hirnorganische Erkrankung noch eine Einwirkung von Psychedelika (halluzinogene Drogen);
- Somatisierung: die bei einer früheren psychosozialen Belastungssituation bzw. Auslösesituation erlebten somatischen Reaktionsmuster werden wiederbelebt; der mit der körperlichen Erregung verbundene Affekt* (z.B. Angst bei Tachykardie) wird nun nicht mehr als Gefühl, sondern als (bedrohliche) Organfunktionsstörung wahrgenommen;
- somatoforme Störung: psychogene Störung mit wiederholter körperlicher Symptomatik ohne physische Ätiologie; damit verbunden sind hartnäckige Forderungen nach medizinischer Untersuchung, obwohl beständig kein körperlicher Grund nachweisbar ist und dies ärztlich versichert wurde;
- soziale Angststörung: Störung, bei der Angstsymptome im Vordergrund stehen; häufig begleitet von Vermeidung der auslösenden Situation und körperlichen Symptomen, einschließlich ihrer katastrophisierenden Fehlinterpretation;
- VSC: Volatile Sulphur Compounds = flüchtige Schwefelverbindungen; übelriechende Gase, die den Hauptanteil bei Mundgeruch stellen (z.B. Schwefelwasserstoff, Methylmercaptan und Dimethylsulfid);
- Zwangsstörung: Handlungen und Gedanken sind von Zwang beherrscht; der Patient versucht, diese zu ignorieren oder durch Rituale zu neutralisieren; dieses Ver-

halten wird zwiespältig und selbstfremd erlebt und ist sehr zeitintensiv (mind. 2 Std/Tag); bei dem Versuch der Unterlassung entsteht i.d.R. Ekel oder Angst;